Fit mit dem Thera-Band

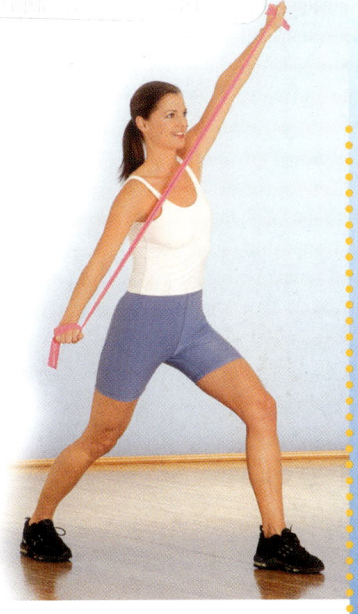

Straffe Muskeln sehen nicht nur gut aus. Da wir uns im täglichen Leben zu wenig bewegen, ist es auch aus gesundheitlichen Gründen sehr wichtig, etwas für die Muskelkraft zu tun. Die Weltgesundheitsorganisation empfiehlt täglich dreißig Minuten oder drei- bis viermal pro Woche eine Stunde Sport zu treiben. Bei Bewegungsmangel werden die Muskeln schwach und unbeweglich. Die Folgen sind Haltungsschwächen und Schmerzen. Mit diesem Buch lernen Sie, wie Sie aktiv etwas dagegen tun können. Machen Sie mit beim Training mit dem Thera-Band!

Die Vorteile

Das Gummiband eignet sich hervorragend für Ihr tägliches Training. Es ist klein und leicht. Wegen des geringen Gewichts können Sie das Thera-Band leicht transportieren. Ob im Büro, zu Hause oder im Urlaub, Ihrem Training steht nichts im Weg! Den Schwierigkeitsgrad wählen Sie selbst. Die Farbe gibt Auskunft über den Dehnwiderstand des Bandes. Eine dunkle Farbe steht für einen großen Widerstand, eine helle dagegen für einen leichten. Optimal ist es, wenn Sie sich zwei Bänder mit unterschiedlicher Farbe kaufen. Dann können Sie sämtliche Übungen mit unterschiedlichem Schwierigkeitsgrad durchführen. Wählen Sie selbst Ihr Trainingsziel. Das Training mit dem Thera-Band eignet sich gleichermaßen für ein Fitness-Training, für die Rehabilitation oder für den Leistungssport. Durch unterschiedliche Trainingssysteme können Sie den Muskelaufbau, die Ausdauer oder die Koordination steigern. Übrigens: Ein besseres Abwehrsystem und ein gutes Körpergefühl gibt's gratis dazu. Also machen Sie mit, und viel Spaß bei Ihrem Training mit dem Thera-Band!

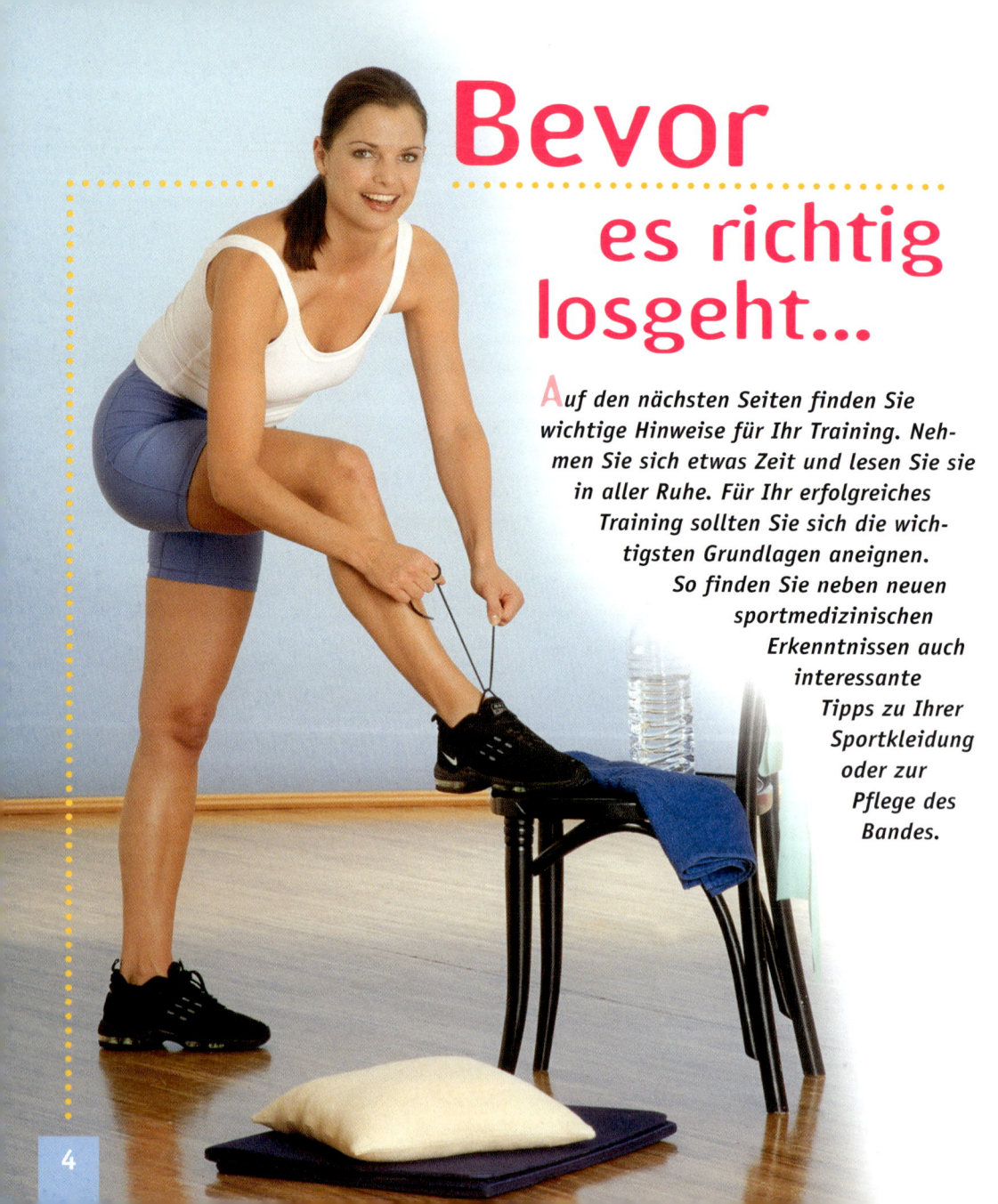

Bevor
es richtig
losgeht...

Auf den nächsten Seiten finden Sie wichtige Hinweise für Ihr Training. Nehmen Sie sich etwas Zeit und lesen Sie sie in aller Ruhe. Für Ihr erfolgreiches Training sollten Sie sich die wichtigsten Grundlagen aneignen. So finden Sie neben neuen sportmedizinischen Erkenntnissen auch interessante Tipps zu Ihrer Sportkleidung oder zur Pflege des Bandes.

Allgemeine Trainings- hinweise

Bevor Sie mit Ihrem Training beginnen, sollten Sie folgende Punkte beachten:

▲ Tragen Sie bequeme Kleidung. Sporthose und T-Shirt sind gut geeignet. Vermeiden Sie zu enge Bekleidung.

▲ Legen Sie vor dem Üben Ihren Schmuck ab.

▲ Trainieren Sie barfuß oder in Turnschuhen.

▲ Legen Sie sich eine Matte, eine Unterlage für den Kopf und ein Handtuch bereit.

▲ Für die Pause zwischendurch sollten Sie sich ein Getränk bereitstellen. Tipp: Wenn Sie Saft und Wasser im Verhältnis von 1:1 mischen, erhalten Sie ein Getränk, das nicht nur gut schmeckt, sondern auch gesund ist. Achten Sie darauf, dass es nicht zu kalt ist.

▲ Versuchen Sie mögliche Störungen zu vermeiden: Stellen Sie zum Beispiel den Anrufbeantworter ein und schalten Sie das Handy aus.

▲ Wenn Sie Ihre Lieblings-CD hören, bereitet Ihnen das Training bestimmt noch mehr Spaß.

> Damit Sie lange Zeit Freude an Ihrem Band haben, sollten Sie die folgenden Punkte beachten: Legen Sie Ihr Band nach dem Training zum Trocknen nicht auf die Heizung. Hängen Sie es zum Beispiel über einen Stuhl und legen Sie es anschließend zusammen. Vermeiden Sie Knoten. Reinigen Sie es mit Wasser und pudern Sie es anschließend ein. Kontrollieren Sie das Band regelmäßig auf kleine Einrisse.

Spezielle Trainings- hinweise

▲ Wärmen Sie sich immer auf. Das schützt vor Verletzungen und regt Ihren Kreislauf an.

▲ Achten Sie auf Ihre Ausgangsstellung und korrigieren Sie sich immer wieder selbst.

▲ Konzentrieren Sie sich auf Ihre Atmung und die richtige

Tipps

• Laufen, schnelles Gehen auf der Stelle oder Radfahren eignen sich besonders gut zum Aufwärmen. Das Warm-up sollte mindestens fünf Minuten dauern.

• Trainieren Sie am Anfang vor einem Spiegel. Dadurch haben Sie eine ständige Kontrolle über Ihre Haltung.

Ausführung der Übungen. Wenn Sie unkonzentriert sind, steigt das Verletzungsrisiko.

▲ Trainieren Sie zwischen zehn und fünfzehn Wiederholungen. Dies entspricht einem Satz. Führen Sie von jeder Übung zwei bis vier Sätze aus und üben Sie zwei- bis dreimal pro Woche. Eine Trainingseinheit mit Warm-up und Cool-down sollte mindestens dreißig Minuten dauern.

▲ Gestalten Sie Ihr Training abwechslungsreich. Tauschen Sie die Übungen alle vier bis sechs Wochen aus. Wählen Sie immer Übungen für unterschiedliche Muskelgruppen.

▲ Die optimale Trainingszeit liegt zwischen sechzehn und zwanzig Uhr. Falls Sie früh am Morgen üben wollen, sollten Sie sich besonders intensiv aufwärmen. Ver-

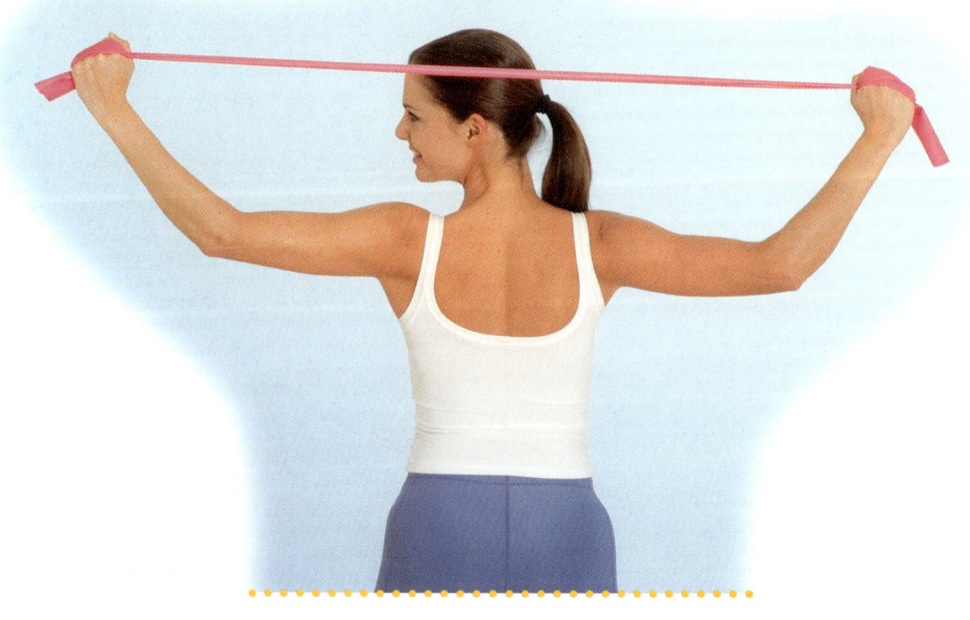

meiden Sie ein Training nach einundzwanzig Uhr. Das kann zu Schlafstörungen führen.

Sie sollten nicht trainieren:
▲ Wenn Sie eine Infektion haben, zum Beispiel eine Grippe oder Magen-Darm-Verstimmung.
▲ Bei Fieber.
▲ Bei akuten Schmerzen.
▲ Bei einem schlechten Allgemeinzustand.
▲ Nach der Einnahme von Medikamenten oder Alkoholgenuss.

Tipp

Falls Ihr letzter Check-up beim Arzt länger als ein halbes Jahr zurückliegt, sollten Sie sich erneut untersuchen lassen. So können eventuelle Probleme rechtzeitig erkannt werden.

Trainingssysteme

Es gibt unterschiedliche Methoden, nach denen Sie Ihr Training absolvieren können.

▲ Allgemeines Fitness-Training: Bei dieser Trainingsart stehen die Beweglichkeit und die Kraft im Vordergrund. Sie üben zwei- bis dreimal pro Woche. Führen Sie möglichst viele Übungen für die unterschiedlichen Muskelgruppen durch. Im Anschluss an die Kräftigungsübungen dehnen Sie Ihre Muskeln (siehe Seite 29 bis 33).

▲ Muskelaufbau: Wenn Sie ganz gezielt Muskelmasse aufbauen wollen, ist das Splitting die ideale Trainingsform. Sie belasten jeweils nur einige Muskelgruppen pro Training. An den nächsten Trainingstagen wählen Sie andere Muskelgruppen. Auf diese Weise erreichen Sie einen intensiven Aufbau der Muskulatur. Achten Sie je-
doch auf ein ausgeglichenes Training. Vergessen Sie keine wichtigen Muskeln! Und für die ganz Eifrigen gibt's noch das Special: Trainieren Sie ohne Pause zwischen den Sätzen zwei Durchgänge den gleichen Muskel. Suchen Sie sich dazu zwei unterschiedliche Übungen aus. Sie spüren dabei sofort eine enorme Mehrdurchblutung im Gewebe.

▲ Beweglichkeit: Wenn Ihr Trainingsziel mehr Beweglichkeit ist, dann ist die folgende Methode die richtige. Belasten Sie zunächst die Muskelgruppen, deren Beweglichkeit verbessert werden soll. Wählen Sie dazu Übungen aus dem Hauptteil.

Tipp

Nehmen Sie sich für den Muskelaufbau die gleiche Zeit wie für das Stretching.

Dehnen Sie im Anschluss an die Kräftigungsübung den entsprechenden Muskel. Durch die vorhergehende Belastung lassen sich die Muskeln besser dehnen.

Ein Ausflug in die Anatomie

Für die Gestaltung Ihres Trainings ist es wichtig, die einzelnen Muskelgruppen und ihre Funktionen zu kennen. Beginnen wir mit den Beinen: Am Unterschenkel haben Sie zwei wichtige Muskelgruppen, die vordere und die hintere Wadenmuskulatur. Die hintere Wadenmuskulatur (M. gastrocne-

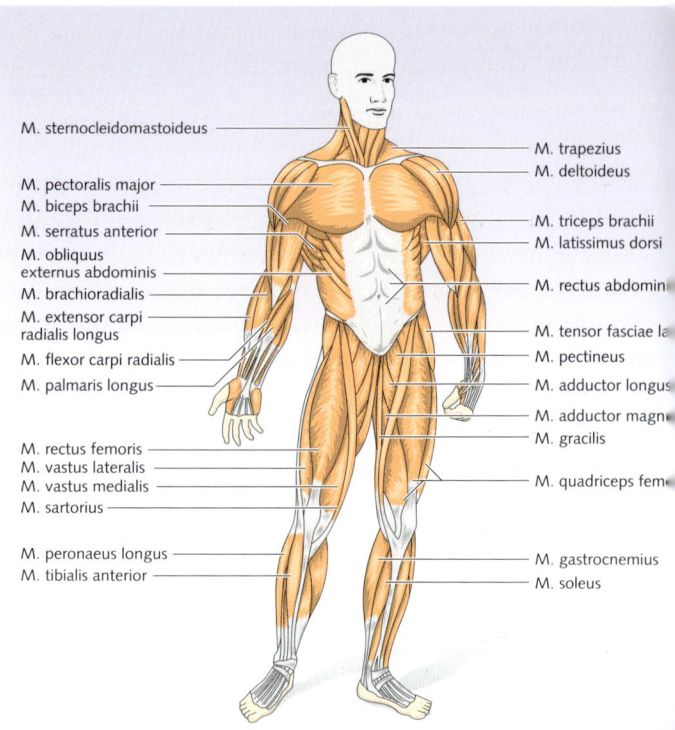

M. sternocleidomastoideus
M. trapezius
M. deltoideus
M. pectoralis major
M. biceps brachii
M. serratus anterior
M. triceps brachii
M. latissimus dorsi
M. obliquus externus abdominis
M. brachioradialis
M. rectus abdomin
M. extensor carpi radialis longus
M. tensor fasciae la
M. flexor carpi radialis
M. pectineus
M. palmaris longus
M. adductor longus
M. adductor magn
M. gracilis
M. rectus femoris
M. vastus lateralis
M. vastus medialis
M. quadriceps feme
M. sartorius
M. peronaeus longus
M. gastrocnemius
M. tibialis anterior
M. soleus

Oberflächliche Skelettmuskulatur, Ansicht von vorne.

mius) ermöglicht den Zehenstand. Diese Muskelgruppe leistet auch bei der so genannten Venenpumpe den Hauptteil.

Der Fersengang wird durch die vorderen Unterschenkelmuskeln (M. tibialis anterior) ermöglicht. Bei Kraftmangel

zeigt sich ein typischer »Watschelgang«. An der Vorderseite der Oberschenkel haben Sie den vierköpfigen Muskel (M. quadriceps femoris), der die Hüfte beugt und das Knie streckt. An der Innenseite liegen die so genannten Adduktoren. Sie führen das Bein an den Körper heran. Die Kniebeugung und Hüftstreckung übernehmen die Hamstrings (M. biceps femoris, M. semitendinosus, M. semimembranosus) an der Rückseite Ihrer Oberschenkel (M. glutaei). Die Gesäßmuskulatur, die an allen Bewegungen Ihres Hüftgelenks beteiligt ist, zieht von der Außenseite der Oberschenkel bis hin zu den Unterschenkeln.

Die Bauchmuskulatur besteht u. a. aus dem geraden Bauchmuskel (M. rectus abdominus), der den bekannten »Waschbrettbauch« bildet. Die schrägen Bauchmuskeln (M. obliquus extremus adominis) und der quer verlaufende Bauchmuskel ergänzen die Verstrebung der vorderen Bauchwand. Die Bauchmuskeln sind ein wichtiger Faktor bei Ihrer Körperstabilität! Oberhalb des Bauches liegt

die Brustmuskulatur. Sie besteht aus dem kleinen und dem großen Brustmuskel (M. pectorales major et minor). Diese Muskelgruppe

wird in der heutigen Zeit kaum noch belastet. Lediglich beim Waschen der Hände oder Ausschütteln eines Kissens werden diese Muskeln

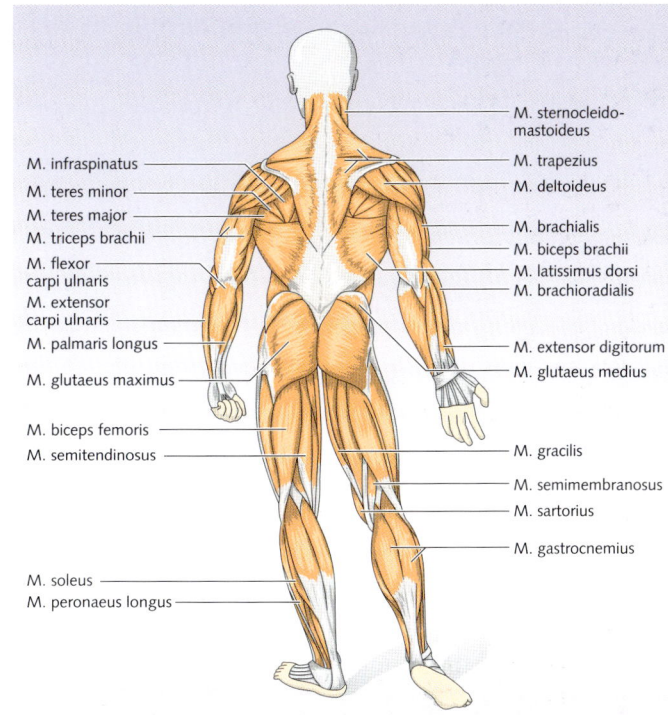

Oberflächliche Skelettmuskulatur, Ansicht von hinten.

aktiv. Der tägliche Gebrauch ging verloren, als die Menschen anfingen aufrecht zu gehen. Bei den Tieren, die sich auf allen Vieren fortbewegen, nimmt die Brustmuskulatur einen hohen Stellenwert ein. Aber aufgepasst: Bei Verspannungen im Nackenbereich muss die Brustmuskulatur stets gut gedehnt werden!

Die Rückenmuskulatur ist in tiefe und oberflächige Muskeln unterteilt. Die tiefen sind für die aufrechte Haltung zuständig. Die oberflächigen (M. latissimus dorsi) dagegen führen große Bewegungen durch. Zum Beispiel stammt die Kraft für die Schulter zu einem großen Teil aus der Rückenmuskulatur. Der Kopf wird über die Nacken- und Halsmuskeln stabilisiert. Eine Vielzahl kleiner und größerer Muskeln übernimmt diese Aufgabe.

Viele Probleme des Schulter- und Nackenbereiches werden von dieser Muskulatur verursacht. Schwäche oder Verkrampfungen führen gleichermaßen zu bekannten Beschwerden. Die Symptome reichen von einfachen Verspannungen bis hin zu migräneartigen Kopfschmerzen. Deshalb ist es enorm wichtig, diese Muskelgruppen zu trainieren.

Die Muskulatur der Schultern (M. deltoideus) ist für die gesamte Körperhaltung unumgänglich. Ebenso wie die Gesäßmuskeln alle Bewegungen an der Hüfte durchführen, ist die Schultermuskulatur an allen Bewegungen der Schulter beteiligt.

Die Armmuskeln spielen bei der Körperhaltung eine untergeordnete Rolle. Sie sollten so kräftig sein, um alltägliche Lasten problemlos tragen zu können. Eingeteilt werden Sie in Oberarm- und Unterarmmuskel. Am Oberarm befinden sich vorn die Beuger (M. biceps brachii) und hinten die Strecker (M. triceps brachii). Die Kraft für die Hand beziehungsweise die Finger stammt aus dem Unterarm. Dort gilt eine ähnliche Unterteilung: Die Beuger liegen an der Unterseite und die Strecker an der Oberseite.

Tipp

Bei einem so genannten Tennisarm ist meistens einer der Unterarmstrecker überlastet. Die Ursachen können entweder häufiges Tennisspielen oder schwere körperliche Arbeit sein. Linderung verschaffen Sie sich, indem Sie leichte Übungen für die Arme durchführen und die betroffene Stelle kühlen.

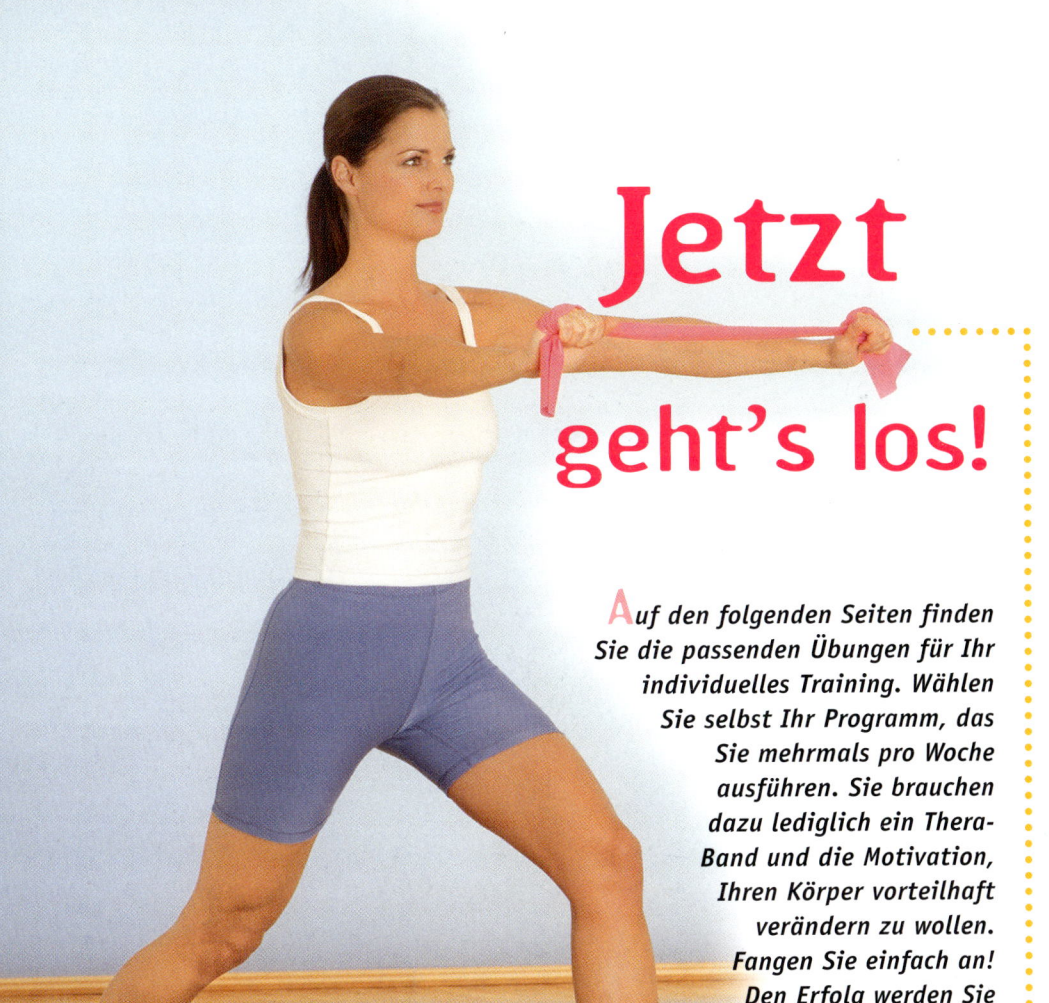

Jetzt
geht's los!

Auf den folgenden Seiten finden Sie die passenden Übungen für Ihr individuelles Training. Wählen Sie selbst Ihr Programm, das Sie mehrmals pro Woche ausführen. Sie brauchen dazu lediglich ein Thera-Band und die Motivation, Ihren Körper vorteilhaft verändern zu wollen. Fangen Sie einfach an! Den Erfolg werden Sie bald spüren und sehen.

Warm-up

Das Aufwärmen ist eine sehr wichtige Trainingsphase, die niemals »vergessen« oder vernachlässigt werden sollte. Durch das Warm-up aktivieren Sie Ihren Körper. Die Puls- und Atemfrequenz sowie die Körpertemperatur steigen an. Durch diesen Wärmeanstieg beugen Sie Verletzungen vor.

Tipp

Tragen Sie für das Walking Sportschuhe, das schont die Gelenke. Wenn Sie barfuß trainieren, sollten Sie auf einer weichen Unterlage gehen.

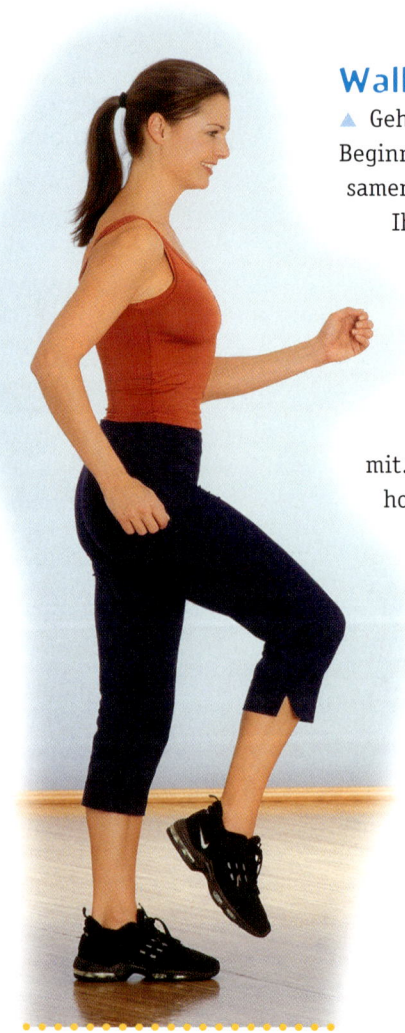

Walking

▲ Gehen Sie auf der Stelle. Beginnen Sie mit einem langsamen Tempo. Bewegen Sie Ihre Arme im Rhythmus. Atmen Sie ruhig und gleichmäßig.

▲ Steigern Sie nach einigen Minuten das Tempo. Die Arme schwingen schneller mit. Heben Sie die Beine hoch vom Boden an.

Bandspringen

▲ Schaffen Sie sich etwas Platz und nehmen Sie Ihr Band in beide Hände.

▲ Schwingen Sie nun das Band über Ihren Kopf und springen Sie mit den Beinen darüber. Dabei können Sie zwischen zwei Varianten wählen: Beide Beine springen gleichzeitig oder die Beine springen im Schritt, also abwechselnd über das Band. Die erste Übung ist etwas anstrengender und verbrennt zusätzlich Kalorien.

Radfahren

▲ Wenn Sie einen Heimtrainer zur Verfügung haben, dann nutzen Sie ihn.

▲ Beginnen Sie mit einem leichten Widerstand, den sie nach einigen Minuten langsam erhöhen. Nach fünf bis zehn Minuten sind Sie ausreichend aufgewärmt.

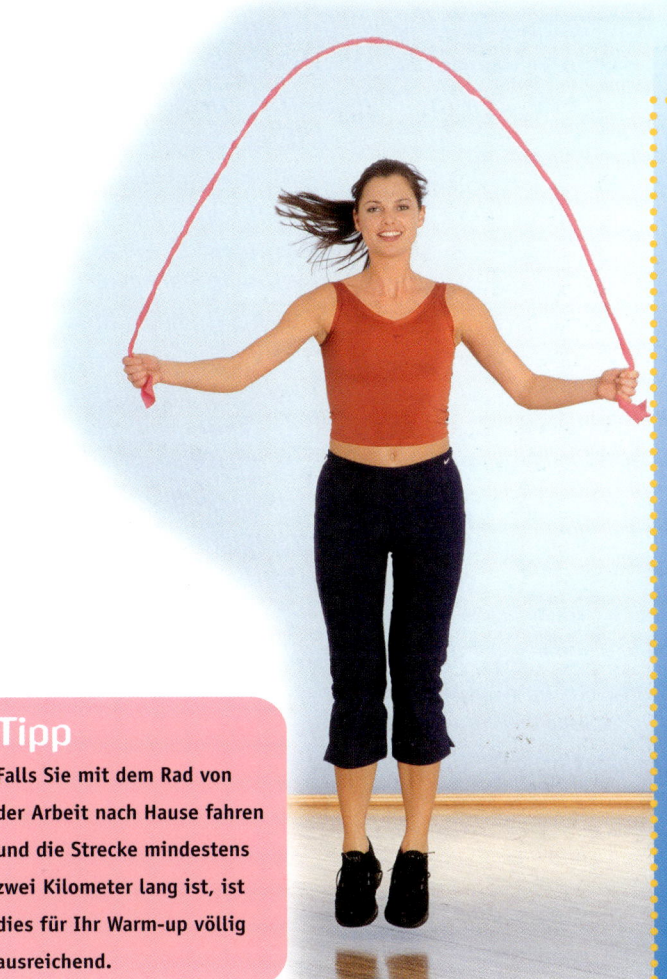

Tipp

Falls Sie mit dem Rad von der Arbeit nach Hause fahren und die Strecke mindestens zwei Kilometer lang ist, ist dies für Ihr Warm-up völlig ausreichend.

Kräftigungsübungen

Auf den folgenden Seiten finden Sie Übungen für die unterschiedlichen Muskelgruppen. Starten Sie mit dem Bauchmuskeltraining.

Ein schöner Bauch

Sit-ups

▲ Legen Sie sich auf den Rücken und beugen Sie die Beine. Ober- und Unterschenkel bilden einen Winkel von etwa neunzig Grad.

▲ Ziehen Sie die Fußspitzen zum Gesicht und fixieren Sie das Band unter Ihren Füßen. Achten Sie darauf, dass das Band fest sitzt. Nehmen Sie die freien Enden des Bandes in beide Hände.

▲ Heben Sie nun Ihren Kopf und Ihre Schultern an. Ziehen Sie gleichzeitig mit beiden Händen am Band.

Die Ausführung der Übung gleicht einer Ruderbewegung.

▲ Achten Sie auf Ihre Haltung. Rollen Sie Ihren Körper nicht ein, sondern heben Sie den Oberkörper gerade nach oben. Richten Sie Ihren Blick schräg zur Decke.

▲ Atmen Sie beim Anheben der Schultern aus und beim Senken ein.

▲ Mit dieser Übung trainieren Sie die geraden Bauchmuskeln.

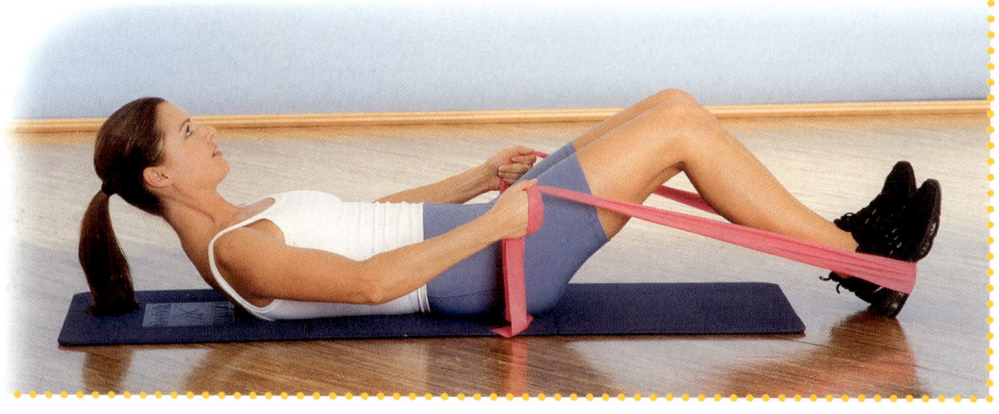

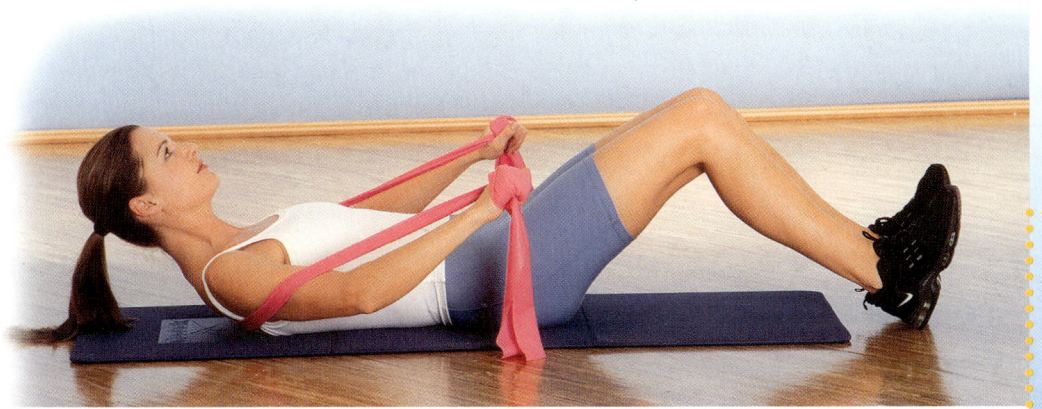

Diagonale Sit-ups

▲ Legen Sie sich auf den Rücken und stellen Sie die Beine an.

▲ Legen Sie sich das Band unter die Schultern und nehmen Sie die freien Enden in die Hände.

▲ Halten Sie die Arme leicht gebeugt nach vorn.

▲ Heben Sie den Oberkörper an und drehen Sie sich dabei leicht nach rechts. Strecken Sie den linken Arm und spannen Sie das Band. Sie

spüren eine leichte Belastung in der schrägen Bauchmuskulatur. Gleichzeitig trainieren Sie die Brustmuskulatur, indem Sie die Arme gegen den Bandwiderstand strecken.

▲ Atmen Sie bei der Anstrengung aus. Atmen Sie ein und legen Sie den Oberkörper wieder ab.

▲ Führen Sie die Übung auf der anderen Seite durch.

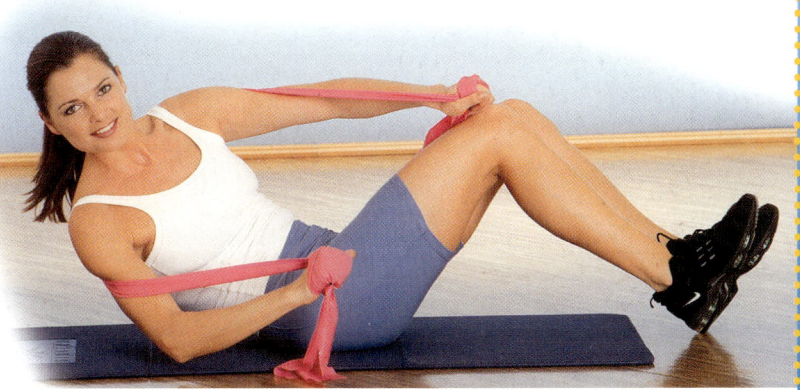

Beinheben

▲ Legen Sie sich auf den Rücken und ziehen Sie die Beine zur Brust. Legen Sie dann das Band über Ihre Knie. Fixieren Sie dabei die freien Enden neben Ihrem Gesäß am Boden.

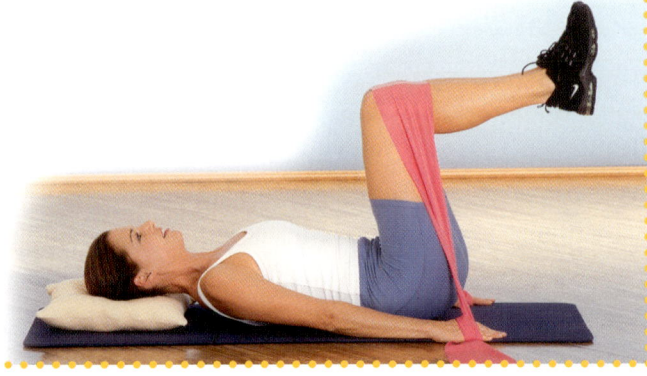

▲ Heben Sie das Gesäß gegen den Widerstand des Bandes an.

▲ Achten Sie darauf, dass der Kopf und die Schultern am Boden liegen bleiben.

Atmen Sie beim Anheben der Beine kräftig aus.

▲ Mit dieser Übung kräftigen Sie die unteren Bauchmuskeln.

Tipp

Legen Sie bei allen Übungen in der Rückenlage Ihren Kopf auf ein flaches Kissen. Das schont Ihre Halswirbelsäule. Ziehen Sie Ihr Kinn zur Brust heran.

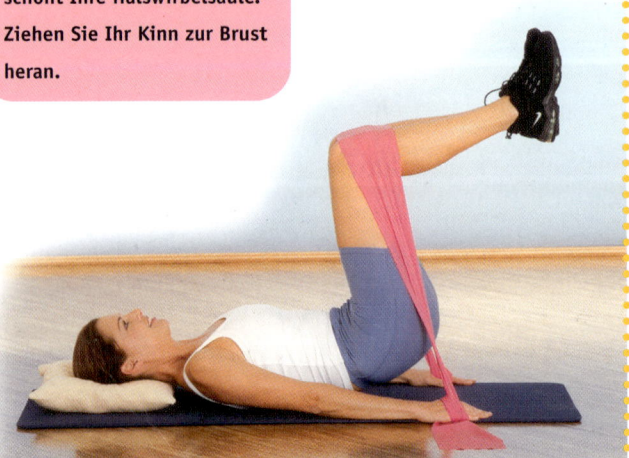

Info

Die Bezeichnung untere Bauchmuskeln ist anatomisch gesehen nicht ganz korrekt. Der gerade Bauchmuskel ist normalerweise durch quer verlaufende Sehnenstränge rechts und links in jeweils vier Segmente unterteilt (»das typische Waschbrett«). Dabei werden die unteren Segmente oft als untere Bauchmuskeln bezeichnet.

Für Po und Beine

Mit den nächsten drei Übungen können Sie Ihre gesamte Bein- und Pomuskulatur in

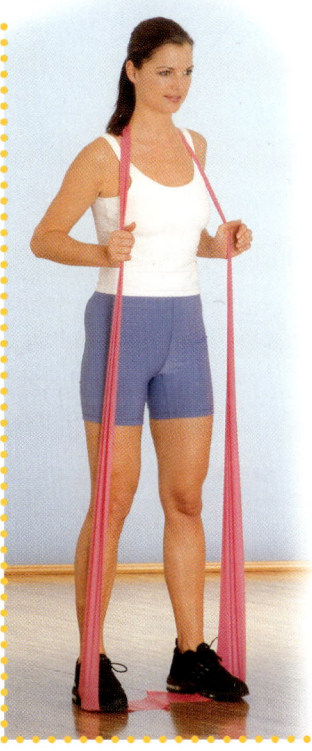

Schwung bringen. Ihr Kreislauf wird ebenfalls gefördert. Falls Sie heftig außer Atem geraten, können Sie ruhig zwischen den Sätzen eine Minute länger Pause machen.

Kniebeugen

▲ Stellen Sie sich aufrecht hin, die Beine stehen hüftbreit auseinander. Drehen Sie die Fußspitzen leicht nach außen und fixieren Sie das Band mit den freien Enden unter Ihren Füßen.

▲ Schlüpfen Sie mit Ihrem Oberkörper unter dem Band hindurch, so dass sich das Band am Nacken befindet. Achten Sie darauf, dass das Band nicht zu hoch liegt. Es drückt sonst unangenehm auf die Halswirbelsäule. Fixieren Sie das Band mit Ihren Händen.

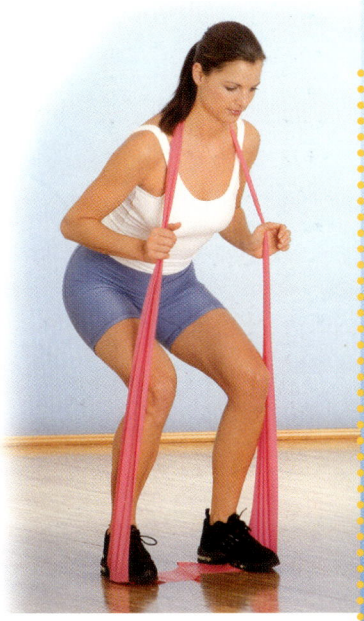

▲ Beugen Sie Ihre Hüften und Knie, atmen Sie bei dieser Bewegung tief ein.

▲ Strecken Sie anschließend wieder beide Beine und atmen Sie dabei tief aus. Die Bewegung kommt aus den Knien, den Hüften und dem unteren Rücken.

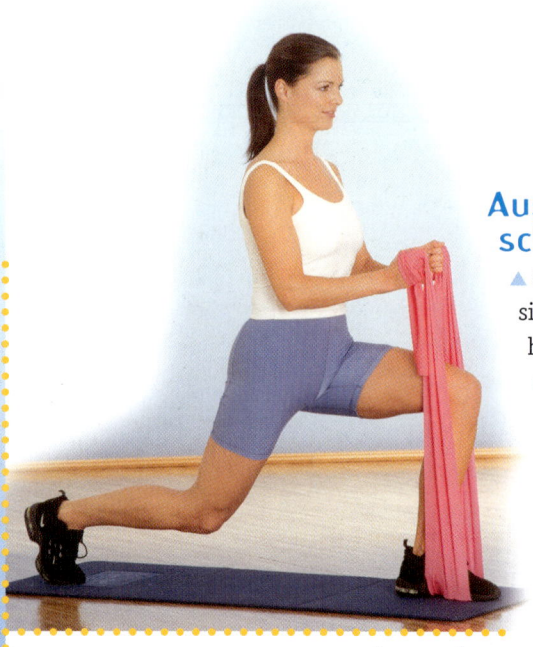

Ausfall-schritte

▲ Stellen Sie sich aufrecht hin und nehmen Sie ein Bein weit nach vorn in den Ausfall-schritt. Das Band befindet sich unter dem nach vorn gestellten Fuß. Nehmen Sie die freien Bandenden in die Hände. Spannen Sie das Band und achten Sie darauf, dass die Spannung immer gehalten wird.

▲ Beugen Sie das vordere Bein und atmen Sie dabei ein.

▲ Strecken Sie das Bein anschließend wieder und atmen Sie dabei aus.

▲ Wechseln Sie anschließend das Bein.

▲ Mit dieser Übung straffen Sie hervorragend Ihre Gesäß-muskeln. Ihre Koordination und Ihr Gleichgewicht werden ebenfalls trainiert.

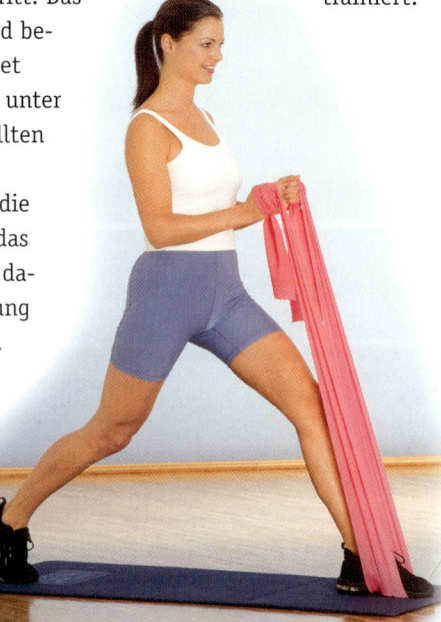

Tipp

Wenn Sie nach einigen Übungseinheiten keine Probleme mehr mit dem Gleichgewicht haben, wechseln Sie die Unterlage. Stellen Sie das vordere und hintere Bein zum Beispiel auf ein Kissen. So können Sie Ihre Körperbeherrschung weiter verbessern.

Beinpressen im Liegen

▲ Legen Sie sich auf den Rücken, der Kopf befindet sich auf einem flachen Kissen.

▲ Beugen Sie ein Bein und führen Sie es zur Brust. Das andere Bein liegt während

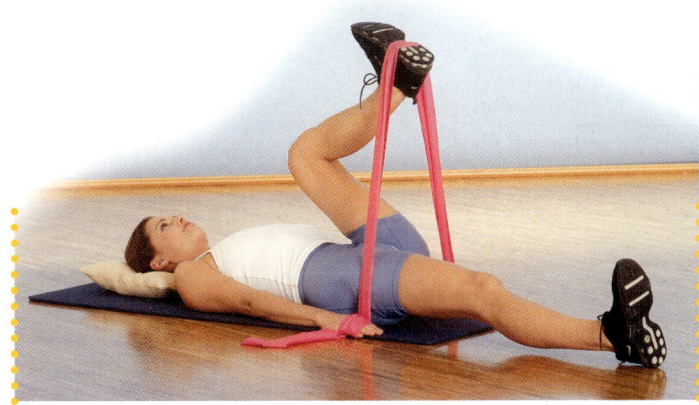

Info

Bei dieser Übung ist es wichtig, dass Sie Ihre Atmung stets kontrollieren.

der gesamten Übung gestreckt am Boden. Legen Sie das Band um den hoch gezogenen Fuß und fixieren Sie das Band an den freien Enden neben Ihrem Körper.

▲ Strecken Sie das Bein gegen den Widerstand des Bandes nach oben. Atmen Sie dabei kräftig aus.

▲ Sie spüren bei dieser Übung eine Anspannung in der Bein- und Pomuskulatur.

Gleichzeitig entsteht ein intensives Dehngefühl an der Rückseite Ihres Oberschenkels. Sie dehnen und kräftigen also bei einer Übung (siehe auch Kapitel »Stretching«).

▲ Wechseln Sie anschließend die Seite.

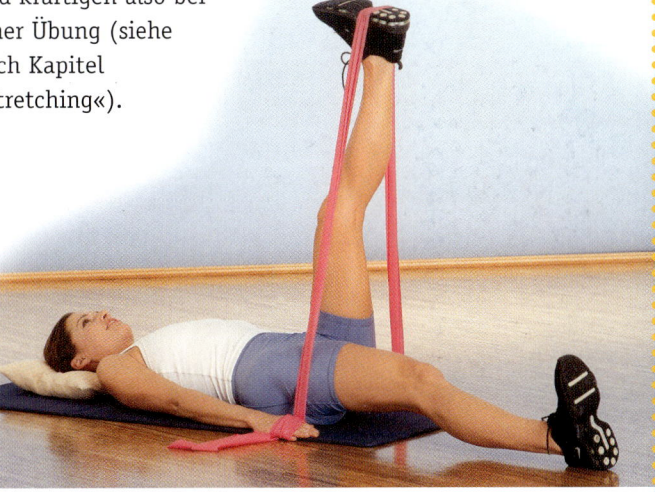

Ein starker Rücken

Siebzig Prozent der Bevölkerung leidet an Rückenproblemen. Der Grund dafür ist meist die zu schwache Muskulatur. Aber nicht nur die schlecht trainierten Rückenmuskeln verursachen das Dilemma. Meistens sind sämtliche Muskelgruppen zu schwach oder verkürzt. Deshalb werden in der modernen Sportmedizin funktionelle Übungen bevorzugt. Das bedeutet, dass man bei den einzelnen Übungen versucht, so viele Muskelgruppen wie möglich gleichzeitig zu trainieren. Bei den folgenden fünf Übungen steht zwar die Rückenmuskulatur im Vordergrund, es werden aber gleichzeitig weitere Muskelgruppen Ihres Körpers trainiert!

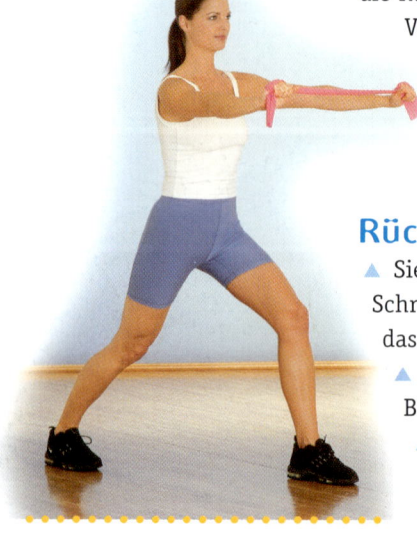

Rückenziehen

▲ Sie stehen in der weiten Schrittstellung und halten das Band in Ihren Händen.

▲ Beugen Sie das vordere Bein leicht.

▲ Strecken Sie die Arme nach vorn und ziehen Sie das Band

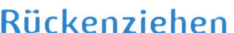

auseinander. Atmen Sie dabei kräftig aus. Die Bewegung endet, wenn beide Arme zur Seite ausgestreckt sind.

▲ Sie spüren eine aktive Belastung in den oberen Rückenmuskeln und eine passive Belastung im Bereich der Oberschenkel und des Gesäßes. Diese Muskelgruppen sind für Ihre stabile Haltung nötig.

Diagonales Ziehen

▲ Nehmen Sie die gleiche Ausgangsstellung ein wie bei der vorigen Übung.

▲ Ziehen Sie nun das Band diagonal auseinander. Das heißt, der linke Arm zieht nach links oben und der rechte Arm zieht nach rechts unten.

▲ Wechseln Sie nach jeder Wiederholung: Der linke Arm zieht dann nach links unten und der rechte nach rechts oben.

▲ Mit dieser Übung stärken Sie den Bereich der oberen Rückenmuskulatur.

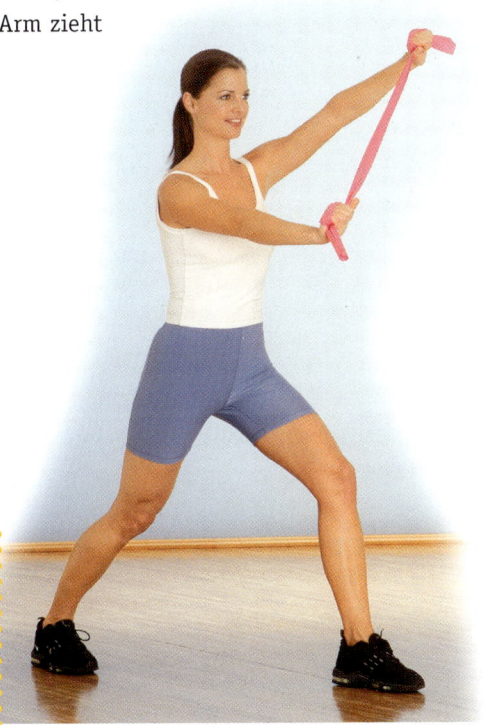

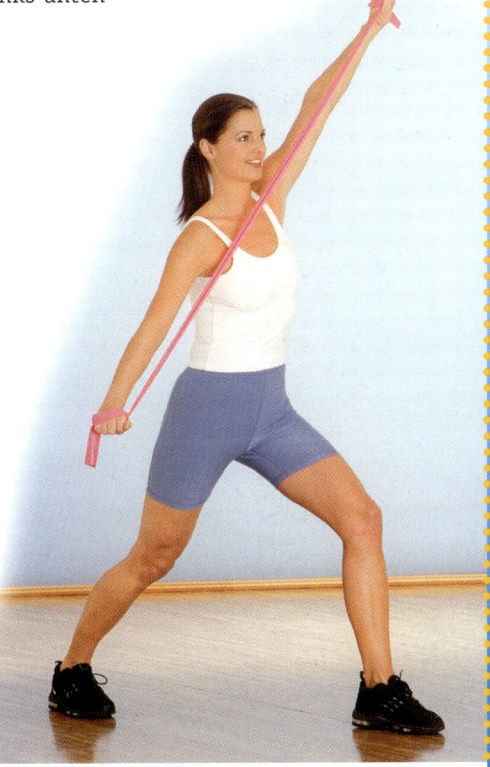

Latziehen

▲ Sie befinden sich in der weiten Schrittstellung und nehmen das Band über den Kopf. Die Hände sind etwa schulterbreit beieinander.

▲ Ziehen Sie mit beiden Händen gleichzeitig das Band auseinander. Das Band führen Sie dabei hinter Ihrem Kopf entlang. Die Bewegung endet, wenn beide Arme seitlich ausgestreckt sind.

▲ Atmen Sie beim Herunterziehen des Bandes kräftig aus.

▲ So trainieren Sie den breiten Rückenmuskel.

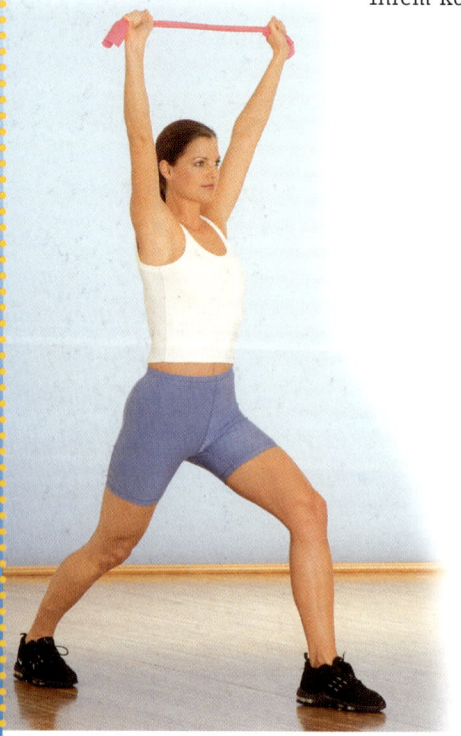

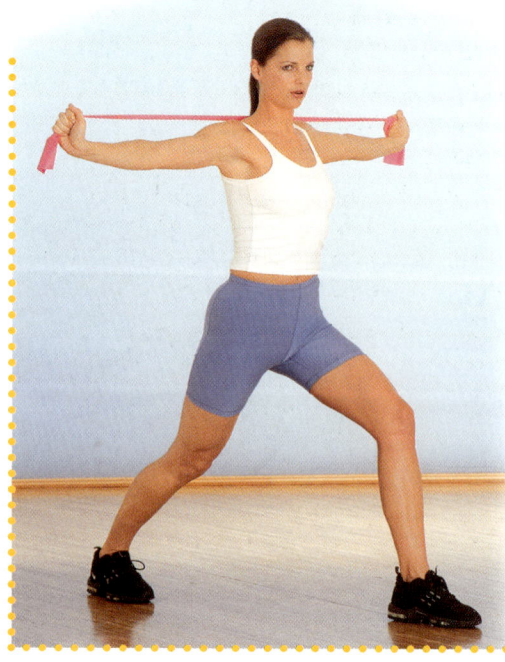

Ziehen in Schrittstellung

▲ Sie nehmen die Schrittstellung ein und führen das Band unter Ihrem vorderen Fuß hindurch. Nehmen Sie die freien Enden in die Hände.

▲ Führen Sie die Arme vor die Brust. Das Band sollte dabei fest gespannt sein.

▲ Beugen Sie nun Ihren aufrechten Oberkörper etwas nach vorn. Atmen Sie dabei tief ein. Achten Sie auf die Haltung!

▲ Richten Sie sich gegen den Widerstand des Bandes auf. Atmen Sie dabei kräftig aus.

▲ Sie spüren nach einigen Wiederholungen eine deutliche Mehrdurchblutung im Rückenstrecker.

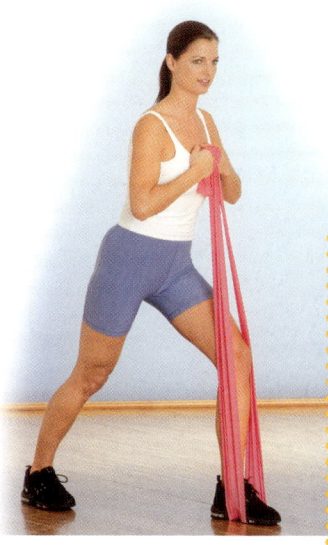

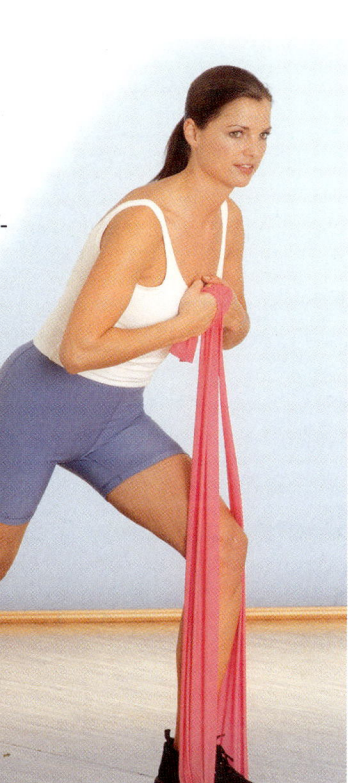

Tipp

Wenn Sie nach einigen Trainingsdurchgängen sicherer geworden sind, verändern Sie die Ausgangsposition. Heben Sie das zurückgestellte Bein nach oben an. Führen Sie nun die gleichen Übungen durch. Sie werden eine deutliche Steigerung feststellen. Achten Sie wieder besonders auf Ihre Haltung! Mit diesen Übungen trainieren Sie Ihren gesamten Rücken.

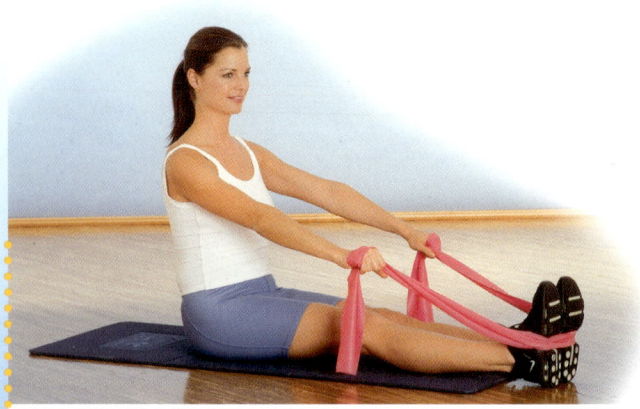

Rudern im Sitzen

▲ Setzen Sie sich auf eine Matte oder eine Decke und strecken Sie die Beine. Spannen Sie das Band um Ihre Füße und ziehen Sie die gestreckten Arme an den Körper heran. Atmen Sie dabei aus.

Variation a

▲ Die Ellbogen liegen am Körper an. Dabei wird hauptsächlich der breite Rückenmuskel trainiert.

Variation b

▲ Die Ellbogen sind um neunzig Grad nach außen gedreht. Dann ist der Haupteffekt in den oberen Rückenmuskeln zu verzeichnen.

Tipp

Variieren Sie die Übung bei jeder neuen Wiederholung. Dadurch erfährt Ihre Muskulatur einen großen Trainingsreiz. Den Erfolg können Sie nach einigen Trainingseinheiten selbst spüren.

Info

Der Trainingerfolg ist direkt ablesbar. Sie werden nach vier bis sechs Wochen eine deutliche Leistungssteigerung spüren, wenn Ihnen die Übungen wesentlich leichter von der Hand gehen. Sie müssen sich also weniger anstrengen. Dann ist der richtige Zeitpunkt gekommen, die Übungen zu wechseln.

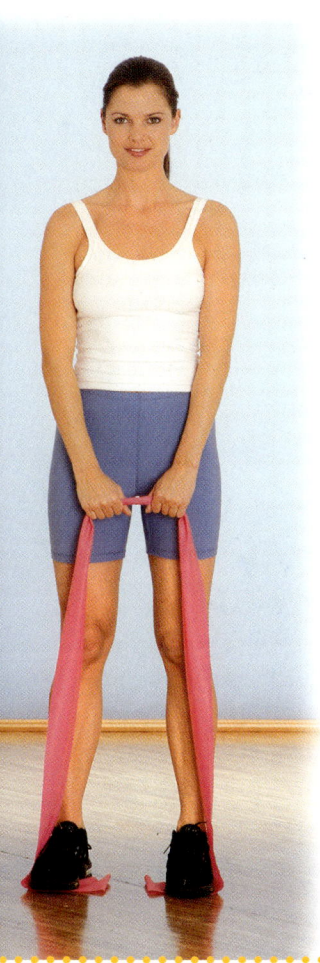

Rudern im Stehen

▲ Stellen Sie die Beine hüftbreit auseinander. Die freien Bandenden liegen unter Ihren Füßen und die Hände umfassen das Band.

▲ Ziehen Sie das Band unter das Kinn. Atmen Sie dabei aus. Knicken Sie Ihre Handgelenke beim Üben nicht ab, sondern halten Sie die Hände in Verlängerung der Unterarme.

▲ Kommen Sie zurück in die Ausgangsposition.

Info

Achten Sie darauf, dass die Ellbogen beim Üben immer nach außen zeigen.

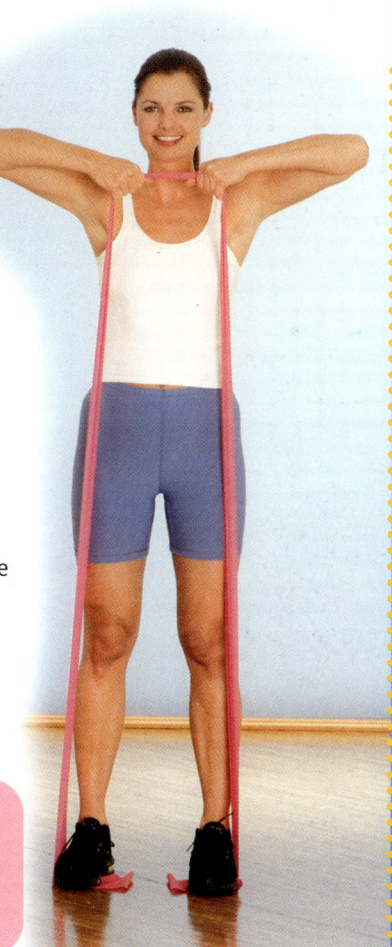

Nackendrücken

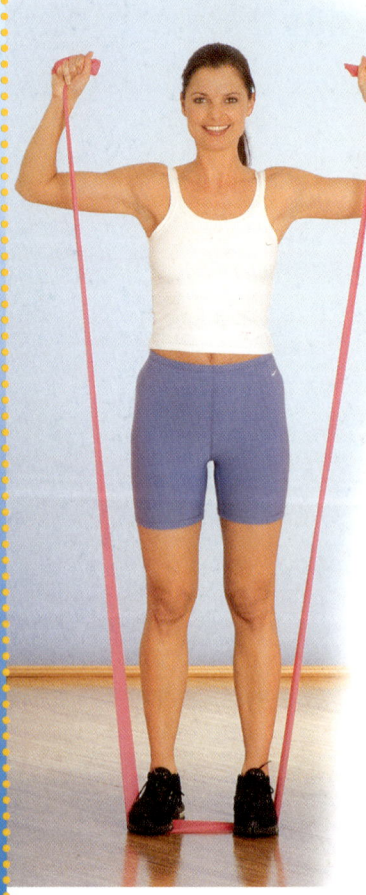

▲ Stellen Sie sich auf das Band und nehmen Sie die freien Enden in die Hände. Spannen Sie die Bauch- und Pomuskulatur an. Dadurch erhöhen Sie Ihre Körperstabilität.

▲ Führen Sie beide Arme über den Kopf. Atmen Sie dabei aus.

▲ Führen Sie nun die Arme in die Ausgangsposition zurück und atmen Sie dabei ein.

Info

Achten Sie bei den Übungen für die Schulter darauf, dass das Band von Anfang an gespannt ist. Das kann bedeuten, dass Sie das Band sehr kurz nehmen müssen!

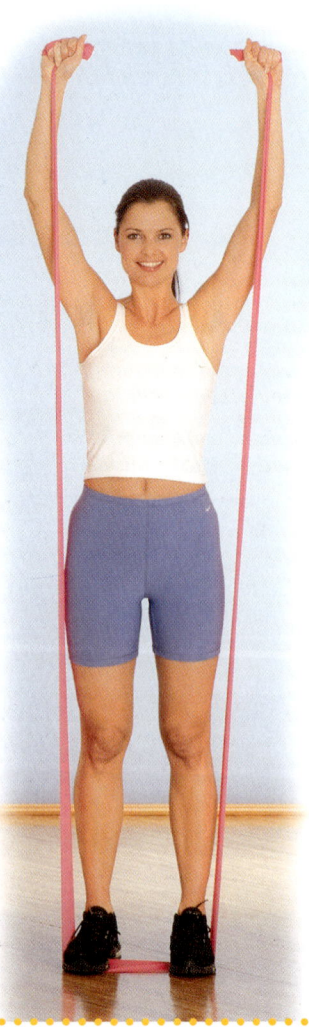

Power für die Arme

Oberarmbeuger

▲ Stellen Sie sich auf das Band und halten Sie es gespannt in den Händen.

▲ Winkeln Sie abwechselnd die Arme gegen den Widerstand des Bandes an und strecken Sie sie anschließend wieder. Atmen Sie beim Üben regelmäßig durch und halten Sie Ihren Oberkörper stets aufrecht.

Info

Mit dieser und der auf Seite 28 folgenden Übung für die Oberarme stabilisieren Sie gleichzeitig das Schultergelenk. Dadurch können Sie Verkrampfungen im Bereich der Schultern vorbeugen.

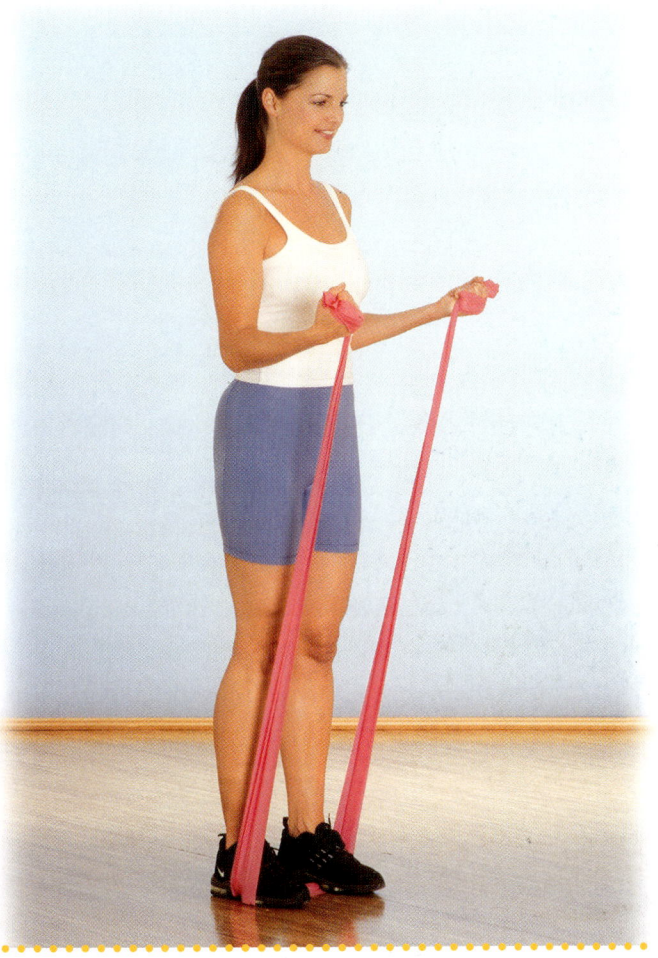

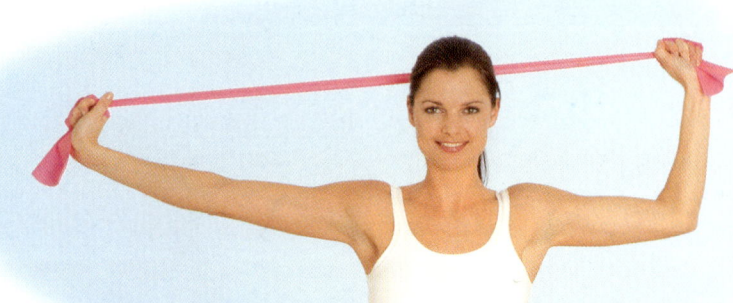

Oberarmstrecker

▲ Halten Sie das Band hinter Ihrem Kopf. Ober- und Unterarm sind im Winkel von neunzig Grad gebeugt.

▲ Strecken Sie abwechselnd einen Arm gegen den Widerstand des Bandes. Der andere Arm hält dagegen.

Tipp

Entsprechend Ihrem Fitness-Stand können Sie die Grundspannung des Thera-Bands verändern, indem Sie es kürzer oder länger fassen.

Stretching

Auf den folgenden Seiten finden Sie die wichtigsten Übungen für die Beweglichkeit. Nehmen Sie sich für das Stretching ausreichend Zeit. Dehnübungen vermindern Muskelanspannungen und sorgen für ein angenehmes Körpergefühl. Sie dienen der körperlichen und geistigen Entspannung. Vor allem die Übungen für den Schulter- und Nackenbereich verschaffen bei Beschwerden eine schnelle Erleichterung. Atmen Sie beim Dehnen ruhig und gleichmäßig weiter.

Info

Dehnübungen können Sie problemlos in kurzen Arbeitspausen ausführen! Dehnen Sie die verkürzten Muskeln am besten mehrmals am Tag.

Für den Nacken

▲ Nehmen Sie eine aufrechte Sitzposition ein und drücken Sie die rechte Schulter nach unten. Legen Sie Ihren Kopf nach links, bis Sie an der rechten Halshälfte ein leichtes Dehngefühl verspüren.

▲ Halten Sie die Position für dreißig Sekunden und wechseln Sie dann die Seite.

Räkeln

▲ Strecken Sie den rechten Arm weit über den Kopf und neigen Sie Ihren Oberkörper leicht nach links.

▲ Diese Position etwa dreißig Sekunden halten und anschließend die Seite wechseln.

▲ Führen Sie diese Dehnübung mehrmals auf beiden Seiten aus.

Info

Mit Übungen, bei denen Sie Ihren Körper strecken, aktivieren Sie gleichzeitig die Bauch- und Rückenmuskeln. Dadurch stabilisieren Sie Ihr Muskelkorsett.

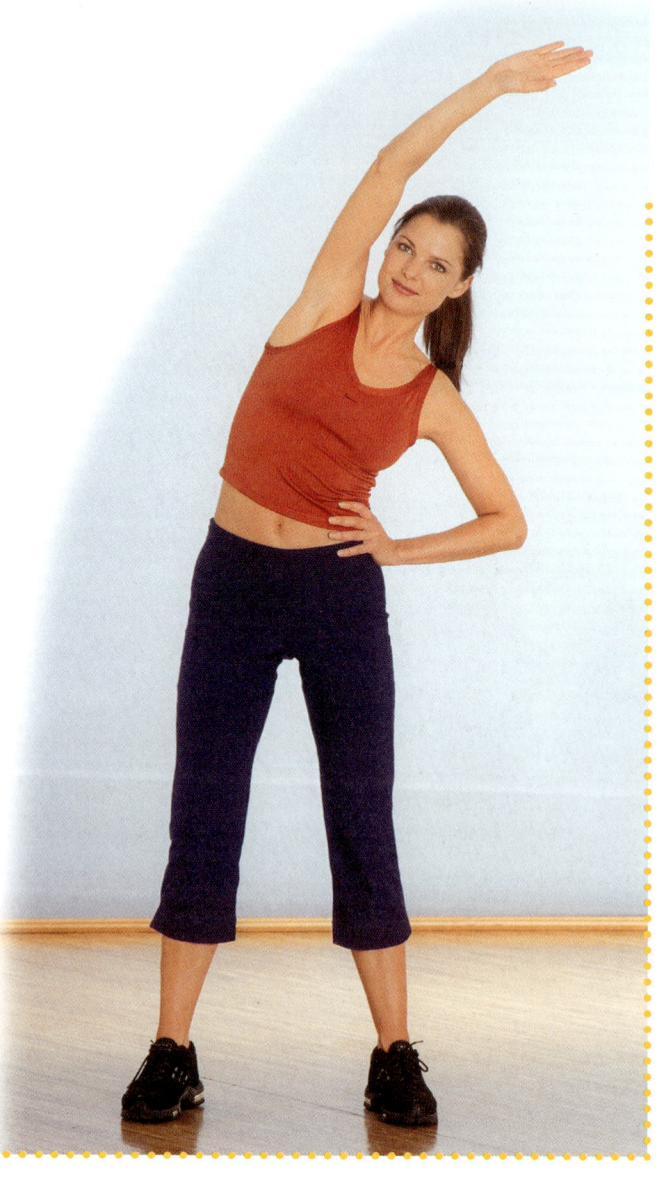

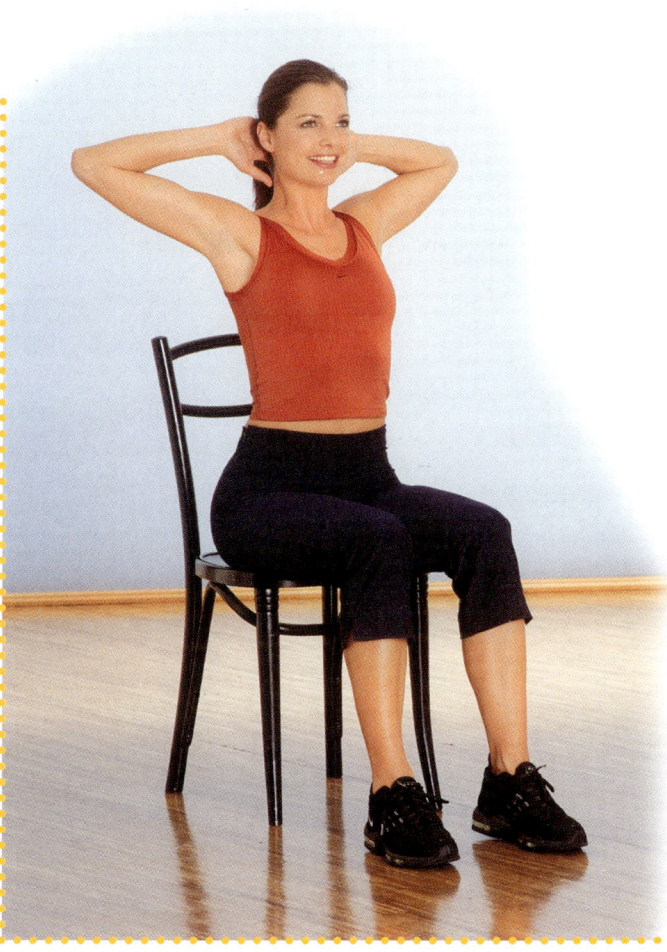

Für die Brust

▲ Verschränken Sie die Hände hinter dem Kopf und drücken Sie die Ellbogen kräftig nach hinten. Halten Sie die Spannung etwa zehn Sekunden.

▲ Lösen Sie die Dehnung, entspannen Sie sich anschließend zehn Sekunden und wiederholen Sie die Übung mehrmals.

Info

Bei Frauen mit einer großen Oberweite ist die Dehnung der Brustmuskulatur und die Kräftigung der Rückenmuskeln besonders wichtig.

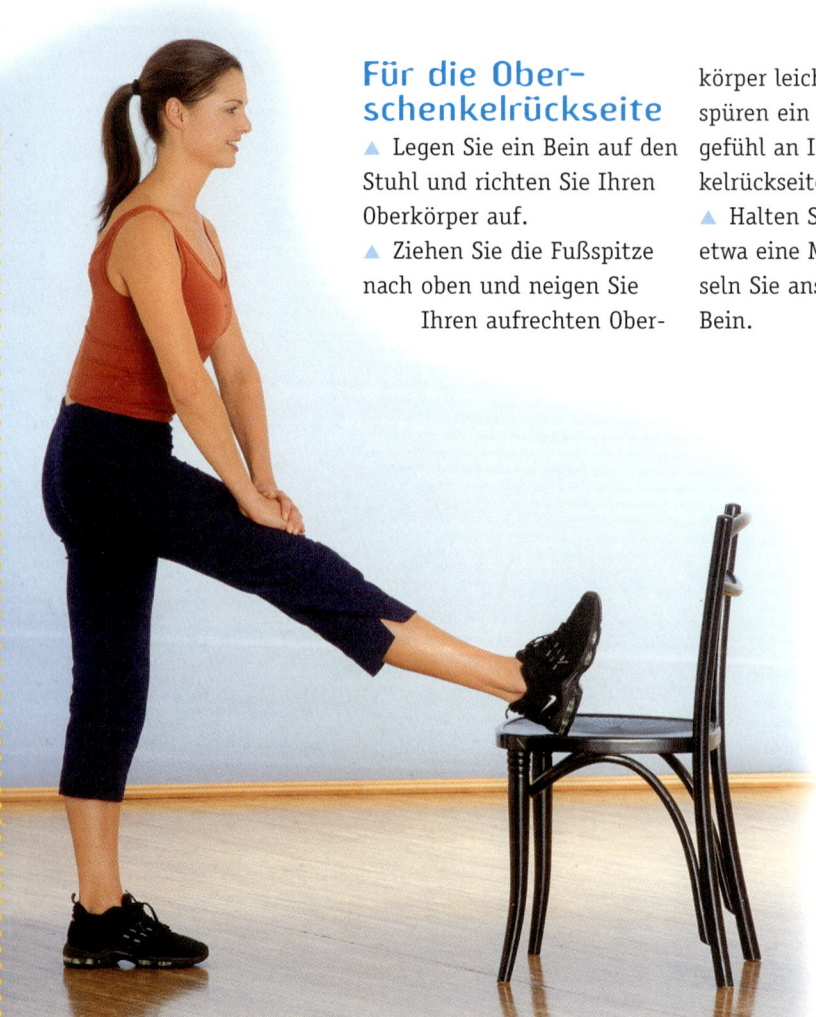

Für die Oberschenkelrückseite

▲ Legen Sie ein Bein auf den Stuhl und richten Sie Ihren Oberkörper auf.

▲ Ziehen Sie die Fußspitze nach oben und neigen Sie Ihren aufrechten Oberkörper leicht nach vorn. Sie spüren ein deutliches Dehngefühl an Ihrer Oberschenkelrückseite.

▲ Halten Sie die Stellung etwa eine Minute und wechseln Sie anschließend das Bein.

Für die Oberschenkel- vorderseite

▲ Gehen Sie in den Ausfallschritt und stellen Sie das hintere Bein auf dem Knie ab.

▲ Umfassen Sie den Fußrücken und ziehen Sie die Ferse zum Gesäß heran. Sie spüren eine Dehnung an der Vorderseite Ihres Oberschenkels.

▲ Diese Position etwa eine Minute halten, dann Seitenwechsel.

Tipps

• Führen Sie die Dehnübung auf einer Matte aus oder legen Sie ein Kissen unter das Knie.

• Halten Sie sich gegebenenfalls mit einer Hand am Stuhl fest.

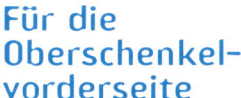

Entspannung

Die letzte Phase Ihres Trainings widmen Sie der Entspannung. Konzentrieren Sie sich nur auf sich selbst.

▲ Legen Sie sich auf eine bequeme Unterlage und nehmen Sie eventuell eine Decke zum Zudecken. Der Kopf und die Knie befinden sich auf einem Kissen oder einem zusammengerollten Handtuch.

▲ Spreizen Sie die Arme leicht vom Körper ab und drehen Sie die Handflächen nach oben. Schließen Sie eventuell die Augen.

▲ Konzentrieren Sie sich nur auf Ihre Atmung. Fühlen Sie hauptsächlich die Ausatmung. Spüren Sie mit jedem Atemzug die Entspannung.

▲ Bleiben Sie einige Minuten in dieser Position liegen und atmen Sie weiterhin ruhig.

▲ Atmen Sie einige Male tief ein, öffnen Sie die Augen und stehen Sie langsam auf.

Info

Falls Sie mit dem Entspannen etwas Probleme haben, sollten Sie nicht beunruhigt werden. Mit etwas Zeit und Übung wird auch das Entspannen zum Hochgenuss.

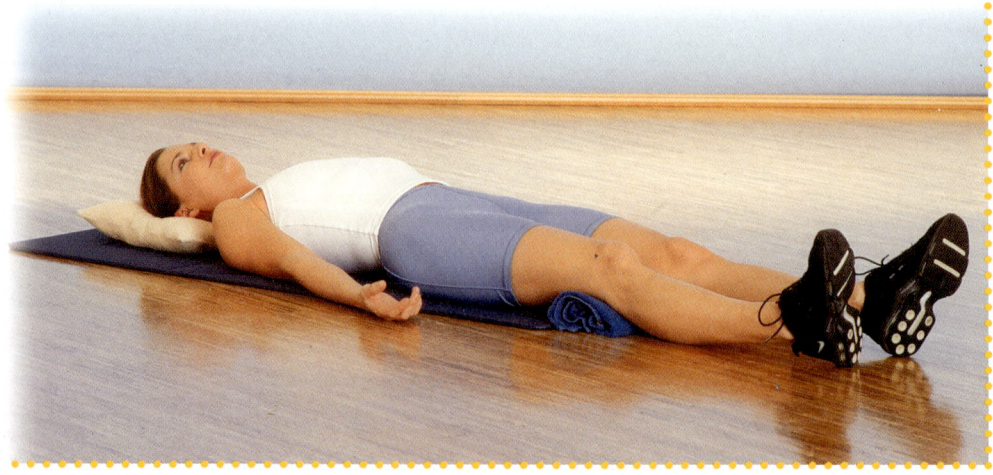